AF363698

RÉTRÉCISSEMENT

NON CONGENITAL DE L'ARTÈRE PULMONAIRE

ENDARTÉRITE VÉGÉTANTE

Communication faite à la Société médicale des hôpitaux

DANS LA SÉANCE DU 14 DÉCEMBRE 1883

Observations et réflexions, par **M. RENDU**, agrégé, médecin de l'hôpital Tenon.

———————

Au commencement du mois d'août dernier, entrait, salle Gérando, un jeune homme, Eugène Helm, âgé de 19 ans, originaire de l'Alsace, et habitant seulement Paris depuis deux mois. Ce garçon, assez grand et mince, bien constitué en apparence, mais imberbe et pâle, se plaignait d'essoufflement et ne pouvait faire le moindre effort sans être oppressé; il ressentait surtout des battements de cœur violents. Son apparence générale, sa pâleur, son aspect anémique semblaient, à priori, indiquer une affection aortique. Cette impression première était confirmée par l'examen des troubles fonctionnels dont se plaignait le malade: il accusait, en effet, une céphalée habituelle, des vertiges fréquents dès qu'il se levait ou se baissait rapidement, une tendance aux nausées, un état de dyspepsie très caractérisé. Il n'avait point d'œdème des jambes et son pouls était parfaitement régulier.

Voici ce qu'il racontait sur ses antécédents morbides:

Ses parents sont morts jeunes, de maladies à lui inconnues. Lui-même s'est toujours assez bien porté; il n'a eu, dans son enfance, ni accidents scrofuleux ni manifestations rhumatismales. Il ne toussait jamais et s'enrhumait rarement; il a toujours été dans d'assez bonnes conditions d'existence, sauf qu'à plusieurs reprises il a logé dans une habitation humide; mais il insiste sur ce fait, qu'a aucune époque il n'a été sujet aux douleurs articulaires.

La seule chose qu'il avait remarquée des sa plus tendre enfance, c'est qu'il ne pouvait pas courir comme ses camarades et qu'il était très vite à bout d'haleine. Néanmoins, quand il n'avait à faire que des efforts modérés, il ne souffrait aucunement et n'était point oppressé; il le devenait, pour peu qu'il forçât ses allures. Il a pu apprendre et exercer le métier de pâtissier, sans trop de fatigue, jusqu'a cette année.

Il y a environ huit ou dix mois qu'il a commencé à se plaindre de palpitations cardiaques survenant au moindre mouvement, et parfois même au repos. Aussitôt il dut cesser son travail, incapable qu'il était de faire des courses et de monter les escaliers: il commença alors à éprouver des éblouissements et des vertiges qui le forçaient à s'arrêter dans la rue, sous peine de perdre l'équilibre. Depuis trois mois, ces symptômes se sont accentués davantage; il a pâli et maigri notablement: il y a six semaines, il a été fortement éprouvé par une diarrhée qui a duré plus de huit jours. Enfin, depuis une quinzaine de jours, il tousse un peu, mais ne se plaint ni de point de côté ni d'accès d'étouffement.

Il paraissait probable, en présence de ces symptômes, que ce malade était atteint d'une affection cardiaque déja ancienne, et vraisemblablement d'une lésion aortique.

L'examen de la région précordiale fournissait les signes suivants :

Il n'y avait point de voussure notable: on voyait seulement se dessiner une ondulation appréciable, au moment de la contraction du cœur, dans les troisième, quatrième et cinquième espaces intercostaux.

La pointe battait, dans le sixième espace, un peu au-dessous et *en dedans* de la ligne mamelonnaire, circonstance d'autant plus remarquable que le cœur paraisssait manifestement hypertrophié. On se serait attendu à trouver la pointe du ventricule plus déviée du côté de la région axillaire. La percussion donnait une matité assez étendue: le bord droit du cœur mesurait 12 centimètres: c'était également le chiffre de la matité transversale.

L'auscultation révélait des phénomènes très curieux. Il existait, à la base du cœur, un souffle énorme, à timbre rude et râpeux, remplissant toute la partie supérieure de la poitrine, et se propageant dans les deux régions sous-claviculaires, mais avec plus de netteté à gauche qu'a droite. Ce souffle avait tout à fait les caractères physiques de ceux qui accompagnent les rétrécissements; il était grave, prolongé, extrêmement intense, ne s'atténuait que fort lentement, et n'avait nullement le timbre aspiratif; seule ment, ce qui était, dans l'espèce, tout à fait insolite, c'est qu'il ne correspondait exactement ni à la systole ventriculaire ni à la diastole. Il était manifestement postérieur au claquement des valvules auriculo-ventriculaires, et d'autre part il précédait notablement le second bruit. Il était donc postsystolique, ou, si l'on veut, prédiastolique, plus rapproché, à coup sûr, du second bruit que du premier.

Ce phénomène d'auscultation, étrange chez un sujet qui avait manifestement une affection organique du cœur, ne laissait pas que de rendre·le diagnostic assez délicat.

Plusieurs candidats au Bureau central qui virent le malade pensèrent, les uns à une insuffisance aortique, les autres à un rétrécissement aortique ou pulmonaire. Au bout de quelques jours, je me prononçai en faveur de ce dernier diagnostic pour les raisons suivantes :

Bien des signes manquaient pour accepter l'hypothèse d'une insuffisance aortique. Sans doute, le malade avait l'aspect extérieur, la pâleur, l'anémie profonde que l'on recontre en pareil cas; il était sujet aux vertiges et avait manifestement des troubles d'irrigation cérébrale; mais le souffle que nous entendions avait une rudesse et une intensité incompatibles avec le timbre habituel des murmures d'insuffisance; loin de s'atténuer de suite, il se maintenait en se renforçant pendant quelques instants; enfin, il ne débutait pas au moment du claquement des valvules sigmoïdes, mais précédait notablement le second bruit, ce qui éliminait absolument l'idée d'une inocclusion de ces valvules. J'ajouterai que le pouls n'était nullement bondissant et qu'au contraire il donnait au doigt la sensation d'une pulsation faible, sans tension exagérée de l'artère.

L'idée d'un rétrécissement aortique n'était guère plus admissible. En effet, le souffle en pareil cas est toujours systolique, et commence nettement au moment précis où se fait la contraction ventriculaire. En second lieu, le foyer des bruits aortiques occupe le troisième espace intercostal droit, et ceux-ci se propagent sous la clavicule droite, dans la direction de l'aorte ; ici, en précisant le lieu où le bruit anormal s'entendait au maximum, il était facile de reconnaître que c'était au niveau même du sternum, le long de son bord gauche, dans le troisième espace, que le souffle avait toute sa rudesse. Il se propageait de la vers la clavicule gauche, en suivant l'artère pulmonaire.

L'examen sphygmographique du pouls venait encore démontrer indirectement qu'il ne s'agissait pas d'un rétrécissement aortique. La ligne d'ascension ne présentait pas cette obliquité et cette apparence de dôme arrondi qui est si caractéristique de l'obstacle apporté au cours du sang artériel; elle était très courte, mais droite, et à partir du point culminant, la descente se faisait horizontalement, avec un soupçon de dicrotisme entre deux pulsations, le tout suivant un rhythme parfaitement régulier. Ce pouls indiquait deux choses; ou une forte tension sanguine avec faible impulsion ventriculaire, ou une très petite ondée artérielle. En tout cas, il ne ressemblait en aucune façon au tracé de l'insuffisance aortique ni du rétrécissement mitral.

Par exclusion, donc, je diagnostiquai, chez mon malade, un rétrécissement de l'artère pulmonaire; tout en m'expliquant mal comment, dans cette hypothèse, le souffle n'était pas franchement systolique, et pourquoi il retardait notablement sur le moment de la contraction ventriculaire.

Chose remarquable, malgré la grosse lésion organique que révélait l'auscultation, il n'existait aucun symptôme indiquant une insuffisance de la valvule tricuspidienne. Non seulement il n'y avait pas de pouls veineux jugulaire ni de battements du foie, mais nul indice de stase veineuse, de turgescence des veines du cou, de tendance à la cyanose. La circulation périphérique se faisait parfaitement; sauf la pâleur des téguments et des muqueuses, tout était de ce côté parfaitement normal. Aucun œdème des jambes, pas d'ascite, point d'augmentation de volume ni de sensibilité du foie. Les seuls troubles viscéraux consistaient en quelques râles disséminés dans la poitrine, plus nombreux a la base du poumon gauche, et paraissant liés a de la congestion pulmonaire passive. L'auscultation des sommets de la poitrine n'indiquait aucune lésion tuberculeuse. L'expectoration était presque nulle, les crachats muqueux et aérés; il n'y avait pas la moindre dyspnée.

Du côté des reins, quelques indices montraient que la circulation rénale ne se faisait pas très bien; depuis près d'un mois, il existait de la polyurie, et toutes les nuits le malade était obligé de se lever deux et trois fois pour uriner. Les urines étaient assez pâles et présentaient un très léger nuage albumineux.

En résumé, il existait chez ce jeune homme une lésion organique du cœur très prononcée, de date évidemment ancienne, et qui vraisemblablement était un rétrécissement pulmonaire soit congénital, soit acquis. Cette lésion cardiaque jusqu'alors avait été bien tolérée, ce qui s'expliquait par le bon état des artères, et les seules complications viscérales qui commençaient a se manifester tenaient a un léger degré de congestion pulmonaire et rénale.

En raison de l'état d'anémie profonde du malade, et du fonctionnement régulier de son cœur, je ne prescrivis point de digitale; je me bornai a lui faire prendre du fer, du quinquina, un peu d'alcool et du lait, en même temps qu'une alimentation réparatrice.

Pendant quelque temps, le résultat de ce traitement parut assez bon. Le malade se sentait plus fort; il mangeait bien, dormait sans être obligé d'avoir la tête haute, et marchait sans effort. Il restait toujours pâle, mais n'avait plus de vertiges. Il passait ses journées à se promener dans le jardin, et remontait l'escalier de l'hôpital sans trop de difficulté. Vers la fin d'août, il paraissait en voie d'amélioration réelle et parlait de reprendre prochainement du travail.

Dans les premiers jours de septembre, il prit froid et, brusquement, son état général devint mauvais. Il se plaignit de maux de tête persistants; en même temps son appétit disparut, de la diarrhée survint, accompagnée d'une douleur sourde au niveau du bas-ventre; le soir, il avait de la fièvre, de l'abattement; en un mot, un ensemble de symptômes qui firent un instant craindre à M. Barié, mon remplaçant pendant le mois de septembre, un début de fièvre typhoïde.

L'examen des urines fournit l'explication de ces symptômes insolites. On constata, le 6 septembre, qu'elles étaient rares, foncées en couleur, très chargées d'albumine; quelques jours plus tard, elles renfermaient manifestement une certaine quantité de sang. Il était donc probable que le malade avait contracté une néphrite aiguë, avec d'autant plus de facilité qu'il avait déjà une certaine tendance à la congestion rénale. Le froid n'avait servi que de cause occasionnelle, et avait aggravé des lésions préexistantes.

Malgré un traitement rationnel consistant en applications de ventouses scarifiées sur la région lombaire, et en régime lacté exclusif, le malade ne se releva point de cette complication. Pendant plus d'une semaine, il continua à rendre du sang dans ses urines et à souffrir des reins. La céphalée était moindre, mais les autres signes de la dyscrasie albumineuse s'étaient prononcés. Le malade avait maintenant les paupières bouffies, la vue trouble. Du 12 au 20 septembre, l'anasarque avait fait des progrès manifestes.

Dans la seconde moitié de septembre, sous l'influence du régime lacté et d'une médication astringente (fer et ratanhia), l'œdème commença à diminuer et les urines redevinrent limpides; mais le malade, pendant cette période, avait perdu considérablement ses forces; ses vertiges avaient reparu plus fréquents que par le passé, l'anémie était excessive, et, au lieu de se lever, il passait toutes ses journées dans son lit, somnolent et apathique.

L'invasion de cette néphrite intercurrente avait relativement peu modifié l'état du cœur. Les battements étaient toujours réguliers, le souffle, aussi fort, s'entendait constamment après la systole, dans la seconde moitié du petit silence, et avait son maximum dans le troisième espace gauche. Les poumons paraissaient peu œdématiés et l'on n'entendait guère plus de râles que précédemment.

Cet état de choses persista sans grandes modifications dans le mois d'octobre. Le traitement consista surtout en extrait de quinquina, fer et régime lacté associé à une alimentation plus reconstituante. L'état local resta le même, mais les forces allèrent graduellement en diminuant. Vers le 20 octobre, l'anasarque reparut; depuis ce moment, il persista jusqu'à la mort. Le 2 novembre, sans cause connue, les urines, qui étaient peu abondantes, mais limpides et pâles, devinrent brusquement sanguinolentes. Cette fois, la reprise du régime lacté intégral ne modifia plus l'état des reins. A partir de ce moment, les complications pulmonaires devinrent prédominantes. Les râles occupèrent les deux poumons et se mélangèrent à du souffle-voilé des deux bases; il devint évident que l'œdème envahissait le poumon; on se demanda même, à ce moment, s'il ne se faisait pas un travail de tuberculisation ultime. Cependant, la répartition à peu près égale des lésions pulmonaires dans les deux côtés, l'absence de râles aux sommets, et la conservation de la sonorité dans les fosses sus-épineuses, firent écarter l'idée de la tuberculose.

Après s'être affaibli ainsi progressivement pendant une quinzaine de jours, le malade succomba à de l'asphyxie pulmonaire le 21 novembre. Jusqu'au dernier moment, les signes sthétoscopiques cardiaques n'avaient pas varié et les urines étaient restées sanguinolentes.

L'*autopsie*, pratiquée le lendemain, fit voir les lésions suivantes.

Le *cœur* est volumineux. Dépouillé de ses caillots, il pèse 537 grammes ; à la surface du ventricule droit et surtout sur l'oreillette droite se voient de nombreuses plaques laiteuses qui se prolongent en s'épaississant sur l'artère pulmonaire.

La forme est très spéciale. Le cœur droit est d'un tiers plus volumineux environ que le cœur gauche. Le ventricule droit déborde complètement son congénère, qui a l'air de lui être accolé : à lui seul il constitue toute la pointe du cœur qui se trouve ainsi reportée en dedans (circonstance qui avait été notée pendant la vie du malade). Il s'ensuit que la forme générale de l'organe est modifiée, et que son diamètre transversal est à peu près égal à son diamètre longitudinal. (Dimensions : bord droit, depuis le sillon auriculo-ventriculaire jusqu'a la pointe, 12 cent. 1/2 ; bord gauche, 10 centimètres ; diamètre transversal à la base des ventricules, 12 centimètres.)

La paroi du ventricule droit est énormément hypertrophiée : elle atteint près de 3 centimètres (28 millimètres). Le tissu musculaire est ferme, d'un rouge un peu pâle, mais sans apparence de dégénérescence graisseuse. La cavité ventriculaire est pour ainsi dire vide de caillots. Cette cavité, notablement agrandie, semble divisée en deux loges, l'une située au-dessous de l'insertion des muscles papillaires ; elle a les dimensions du cœur droit normal ; l'autre formée par l'infundibulum considérablement dilaté, et doublé d'épaisses parois musculaires.

L'*oreillette droite*, notablement agrandie, a ses parois épaisses et hypertrophiées, mais beaucoup moins, proportionnellement, que le ventricule. Elle renferme un énorme caillot fibrineux, décoloré, peu adhérent, évidemment récent. La valvule tricuspidienne est absolument normale et il n'y a aucune trace d'insuffisance valvulaire, ce qu'avait déjà fait pressentir l'examen clinique du malade.

La cause de cette excessive hypertrophie du cœur droit réside dans l'état de l'artère pulmonaire. Celle-ci présente en effet des lésions considérables. En l'ouvrant en aval de l'insertion des valvules sigmoïdes, on aperçoit une sorte de diaphragme convexe, presque complètement imperméable, recouvert d'une grosse végétation fibrineuse, du volume d'une petite noisette qui masque le pertuis par lequel passait le sang lancé par le ventricule. Ce diaphragme est formé par la soudure intime des trois valvules sigmoïdes, qui sont accolées par leurs bords et laissent entre elles un petit orifice déchiqueté de *2 millimètres et demi de diamètre*, moins gros que le calibre d'une plume d'oie. C'est sur le bord libre de ce pertuis que s'insère par un pédicule assez étroit, mais résistant, la végétation fibrineuse précédemment décrite. Un très mince caillot cruorique oblitère, au moment de l'autopsie, la lumière de l'orifice valvulaire. Ces valvules ainsi coherentes sont encore relativement souples, quoique épaissies ; elles n'ont nullement subi la dégénérescence calcaire, et, a leur point de soudure, elles affectent la forme et l'aspect de tractus fibreux cicatriciels.

Vues par leur partie profonde, du côté de l'infundibulum, elles forment une sorte de dôme concave, inséré sur un véritable anneau fibreux : l'insertion semi-lunaire des lames valvulaires a complètement changé d'aspect. Comme l'infundibulum est très dilaté en amont, et qu'en aval le calibre de l'artère pulmonaire est également agrandi, il s'ensuit que le point d'implantation des valvules se fait au niveau d'un véritable étranglement.

L'artère pulmonaire, en aval du rétrécissement, n'est point diminuée de calibre comme on pourrait le croire. Loin de là, elle semble manifestement dilatée. Immédiatement au-dessous de la lésion valculaire, la circonférence du vaisseau mesure 7 centimètres, alors que celle de l'aorte, au point similaire, n'est que de 53 millimètres. Le calibre de l'aorte va diminuant rapidement, et au-dessous de l'émergence de l'artère sous-clavière gauche, il n'atteint que 23 millimètres. Il semble donc y avoir une véritable atrophie de l'aorte, tandis que l'artère pulmonaire est manifestement dilatée.

Cette dilatation n'est pas seulement un résultat de la distension mécanique de l'artère par le sang: elle indique également un certain degré d'inflammation. Ce qui le prouve, c'est la présence d'une plaque d'endartérite végétante sur la paroi artérielle, à 3 centimètres en aval de la lésion valvulaire. Cette plaque se présente sous la forme d'un amas de végétations fibrineuses plus ou moins organisées, disposées en choufleur.

Le reste du cœur est absolument normal. Le ventricule gauche n'est point hypertrophié: l'oreillette correspondante est manifestement plus petite que l'oreillette droite; il n'existe aucune lésion, ni sur la valvule mitrale ni sur les valvules sigmoïdes aortiques.

Un point qu'il importe de mettre en relief, c'est l'absence de toute communication anormale entre les cavités auriculaires ou ventriculaires. Le trou de Botal est complètement fermé, ainsi que la cloison interventriculaire qui n'offre aucun défaut de continuité. Ceci démontre d'une façon péremptoire que le rétrécissement de l'artère pulmonaire s'est fait postérieurement a l'occlusion du trou de Botal et du septum ventriculaire, par conséquent, que la lésion n'est pas congénitale.

Les lésions *du poumon* sont celles qu'on avait prévues. Les deux poumons sont congestionnés, atélectasiés et splénisés, surtout en arrière et aux bases: il y a même une véritable hépatisation chronique dans le lobe inférieur. La charpente fibreuse du parenchyme semble augmentée d'épaisseur; il y a un commencement de sclérose sur quelques points: mais nulle part n'existent de foyers d'apoplexie, fait d'autant plus remarquable, que la présence de végétations fibrineuses au niveau du rétrécissement et au-dessous de lui, rendaient très possible la supposition d'embolies pulmonaires. Il n'existe non plus aucune trace de tubercules: au sommet droit, se voit un noyau de pneumonie fibreuse d'ancienne date, entourant une bronche dilatée pleine d'une sorte de mastic.

Les *reins* sont profondément altérés. Ils sont volumineux et pèsent, l'un 242 gr., et l'autre 250 gr. Leur capsule se décortique facilement, mais enlève en même temps des débris de parenchyme cortical. L'apparence extérieure n'est pas complètement celle du gros rein blanc; elle est plutôt celle du rein amyloïde, avec son aspect cireux et son éclat gras. Cependant, la réaction classique avec de la teinture d'iode ne confirme pas la dégénérescence amyloïde.

Le tissu des pyramides et les tubes droits paraissent peu malades; mais il y a une congestion vasculaire excessive à la périphérie des pyramides, et même quelques points ecchymotiques. La région corticale est également congestionnée, pâle dans les régions sous-jacentes à la capsule de Glisson, plus colorée au voisinage des pyramides. Les parties les plus malades correspondent aux colonnes de Bertin, qui sont graisseuses et manifestement dégénérées. Les glomérules de Malpighi sont peu saillants. Quelques ecchymoses se voient également dans la substance corticale, au-dessous de la capsule d'enveloppe.

Le bassinet est congestionné, épaissi, rempli d'urine légèrement sanguinolente.

Le *foie* est volumineux et pèse 2,500 gr. Il offre l'apparence bien connue du foie muscade, avec un degré de pigmentation plus accentué qu'à l'ordinaire.

Nous croyons devoir attirer l'attention sur quelques points spéciaux de cette présentation.

En premier lieu, l'*excessive étroitesse du rétrécissement* de l'artère pulmonaire est un fait bien extraordinaire. Lorsque l'on songe qu'à chaque systole cardiaque une égale quantité de sang devait pénétrer dans le poumon et dans la grande circulation, et que l'issue de cette masse de sang devait se faire par un orifice de 2 millimètres 1/2, on a de la peine à comprendre comment la vie a pu se maintenir si longtemps, avec si peu de désordres circulatoires. Il est incontestable, en effet, que la lésion datait sinon des premiers jours de la vie, au moins de l'enfance; le malade, du plus loin qu'il remontait dans ses souvenirs, affirmait n'avoir jamais pu courir sans s'essouffler vite. Le rétrécissement existait donc depuis une quinzaine d'années au moins. On peut se demander si la lésion a toujours été aussi considérable, et si la soudure valvulaire était d'emblée aussi intime. Il est difficile de répondre à cette question; cependant l'examen de la pièce semble montrer que depuis bien longtemps déjà toute trace d'inflammation avait disparu au niveau des valvules, et qu'il restait exclusivement du tissu fibreux cicatriciel.

Forcément donc, du fait du rétrécissement, la tension sanguine devait être considérable en amont de l'obstacle, et ainsi s'expliquent probablement les lésions congestives du foie et sa pigmentation, indice de troubles circulatoires anciens. Mais, de plus, il est très probable que la tension en aval du rétrécissement était également assez élevée, car l'artère pulmonaire est uniformément dilatée au-dessous des valvules sigmoïdes; la présence d'une plaque d'endartérite végétante est également une preuve qu'à ce niveau existait une sorte de stase sanguine, un peu analogue à ce qui se passe dans les poches anévrysmales.

Par contre, il est certain que pour équilibrer la tension sanguine dans la grande et la petite circulation, l'aorte recevait et envoyait peu de sang dans les organes à chaque systole ventriculaire. Ce qui le prouve, c'est la diminution de calibre du vaisseau, très manifeste dès son origine, et surtout évidente au delà des sous-clavières. On pouvait le présumer cliniquement en voyant la petitesse du pouls et le tracé sphygmographique de l'artère radiale. Il faut sans doute attribuer à cette disposition la pâleur habituelle du malade, ses vertiges, et tous les signes d'anémie cérébrale qu'il présentait d'une façon si caractérisée.

L'excessif degré du rétrécissement pulmonaire rend parfaitement compte également des singuliers phénomènes sthétoscopiques constatés du vivant du malade. Lorsque le ventricule droit se contractait, la valvule tricuspidienne se fermait régulièrement et le premier bruit était unique, bien frappé, ce qui prouve que les deux valvules auriculo-ventriculaires fonctionnaient d'une manière synchrône. Mais, en raison de la coarctation excessive de l'artère pulmonaire, le sang ne commençait à franchir l'obstacle des sigmoïdes que tardivement, alors que pour l'oreille le petit silence était déjà en partie terminé. Par contre, le souffle durait longtemps, empiétant sur le second bruit et même parfois dans le grand silence, parce que l'ondée sanguine mettait du temps à traverser un pertuis aussi étroit. De là ce bruit singulier, qui était rude et râpeux comme un souffle de rétrécissement, mais qui succédait assez tardivement à la systole ventriculaire pour faire croire, au premier abord, à un bruit diastolique.

Je ferai remarquer, à ce propos, comme signes diagnostics du rétrécissement de l'orifice pulmonaire : 1° l'importance de la localisation du souffle sous la clavicule gauche, dans le troisième espace intercostal, localisation signalée par MM. Solmon et Constantin Paul comme presque pathognomonique ; 2° la valeur du battement de la pointe du cœur *en dedans* de la ligne mamelonnaire, alors que la percussion indiquait une hypertrophie de l'organe ; enfin, comme signe accessoire moins important, mais confirmatif des précédents, l'étendue de la matité transversale du cœur qui équivalait dans le cas présent, à peu de chose près, à la longueur du bord droit de l'organe.

Il n'est pas sans intérêt non plus de faire observer que, contrairement à la loi pathologique établie par M. Constantin Paul, et si souvent vérifiée depuis, ce malade n'est pas devenu tuberculeux. Il a succombé aux progrès d'une néphrite à marche rapide, qui parut se développer à l'occasion d'un refroidissement, mais qui, en réalité, préexistait à cette circonstance occasionnelle, car, dès l'entrée du malade, j'avais constaté des traces d'albumine dans l'urine. Le fait n'en est pas moins intéressant, car du moment où se déclara la complication rénale, l'état général devint immédiatement grave, et la congestion pulmonaire fit sentir ses fâcheux effets sur le cœur. Jusqu'alors, l'énorme lésion dont cet organe était atteint avait été régulièrement compensée, grâce à l'énergie du ventricule, à l'intégrité des fibres musculaires et au bon état du poumon : à partir de ce moment, tous les phénomènes de l'asystolie se développèrent rapidement et amenèrent en six semaines la mort du malade.

Paris. — Imprimerie ALCAN-LÉVY, 18, passage des Deux-Sœurs.